essentials

essentials liefern aktuelles Wissen in konzentrierter Form. Die Essenz dessen, worauf es als „State-of-the-Art" in der gegenwärtigen Fachdiskussion oder in der Praxis ankommt. *essentials* informieren schnell, unkompliziert und verständlich

- als Einführung in ein aktuelles Thema aus Ihrem Fachgebiet
- als Einstieg in ein für Sie noch unbekanntes Themenfeld
- als Einblick, um zum Thema mitreden zu können

Die Bücher in elektronischer und gedruckter Form bringen das Expertenwissen von Springer-Fachautoren kompakt zur Darstellung. Sie sind besonders für die Nutzung als eBook auf Tablet-PCs, eBook-Readern und Smartphones geeignet. *essentials:* Wissensbausteine aus den Wirtschafts-, Sozial- und Geisteswissenschaften, aus Technik und Naturwissenschaften sowie aus Medizin, Psychologie und Gesundheitsberufen. Von renommierten Autoren aller Springer-Verlagsmarken.

Weitere Bände in der Reihe http://www.springer.com/series/13088

Christian Montag

Eine kurze Einführung in die Molekulare Psychologie

Band I: Definition und molekulargenetische Grundbegriffe

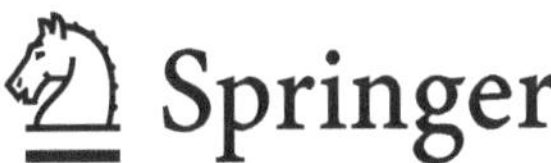 Springer

Christian Montag
Institut für Psychologie und Pädagogik
Universität Ulm
Ulm, Deutschland

ISSN 2197-6708   ISSN 2197-6716   (electronic)
essentials
ISBN 978-3-658-19635-6   ISBN 978-3-658-19636-3   (eBook)
https://doi.org/10.1007/978-3-658-19636-3

Die Deutsche Nationalbibliothek verzeichnet diese Publikation in der Deutschen Nationalbibliografie; detaillierte bibliografische Daten sind im Internet über http://dnb.d-nb.de abrufbar.

Gedruckt auf säurefreiem und chlorfrei gebleichtem Papier

Springer ist Teil von Springer Nature
Die eingetragene Gesellschaft ist Springer Fachmedien Wiesbaden GmbH
Die Anschrift der Gesellschaft ist: Abraham-Lincoln-Str. 46, 65189 Wiesbaden, Germany

Was Sie in diesem *essential* finden können

- Die Disziplin *Molekulare Psychologie* wird definiert.
- Die *Differentielle Psychologie* als Vorgänger der *Molekularen Psychologie* wird vorgestellt.
- Technologische Revolutionen in den Biowissenschaften als Wegbereiter für die *Molekulare Psychologie* werden beleuchtet (z. B. die Polymerase-Kettenreaktion).
- Die Konzepte *Gen* und *Polymorphismus* werden erläutert.

Vorwort

Im Herbst 2014 wurde mein Lehrstuhl *Molekulare Psychologie* an der Universität Ulm eingerichtet und damit eine relativ junge Forschungsdisziplin im Curriculum der Psychologie am Standort Ulm verankert. Welche Art von Forschung verbirgt sich hinter dem Begriff *Molekulare Psychologie?*

Aktuell geht es im Forschungsfeld der *Molekularen Psychologie* vor allem darum, das menschliche Genom zu untersuchen und dabei Abschnitte ausfindig zu machen, die z. B. mit einer introvertierten oder extravertierten Persönlichkeit assoziiert sind. Zusätzlich wird versucht, mit epigenetischen Verfahren oder der statistischen Berücksichtigung von *Gen mal Umweltinteraktionen* dem Gedanken Rechnung zu tragen, dass zahlreiche Umweltvariablen in einem komplexen Konzert mit molekulargenetischen Markern zentrale psychische Variablen wie Persönlichkeit, aber auch die Anfälligkeit für psychiatrische Erkrankungen beeinflussen.

Immer wieder sind Studierende sowohl im Bachelor- als auch im Masterstudium auf mich zugekommen und haben gefragt, ob es jenseits der vielfältigen englischsprachigen Publikationen in internationalen Fachzeitschriften eine leicht zu lesende Einführung in zentrale Konzepte der *Molekularen Psychologie* gibt. Neben dem sehr guten Buch *Behavioral Genetics* (auf Deutsch: Gene, Umwelt und Verhalten: Einführung in die Verhaltensgenetik) von Knopik et al. (2016), in welchem ein deutlich umfassenderer Einblick in das Themengebiet gegeben wird, gibt es wenig nennenswerte Veröffentlichungen in deutscher Sprache. Populärwissenschaftlich ist das tolle Buch von Siddhartha Mukherjee (2016) *Das Gen (The Gene: An Intimate History)* zu empfehlen, welches vor allen Dingen die historische Entwicklung der Genforschung von der Antike bis heute spannend erzählt. Zu guter Letzt ist vor zwei Jahren ein englischsprachiger Sammelband mit dem Titel *The Oxford Handbook of Molecular Psychology* publiziert worden (Canli 2015), der aber für Einsteiger in das Thema eventuell ein wenig zu schwierig zu lesen ist.

Das vorliegende Werk stellt zentrale Konzepte der *Molekularen Psychologie* vor und gibt Studierenden oder anderen Interessierten in übersichtlicher Art und Weise einen Einblick in diese neue faszinierende Welt der Psychologie. Im Fokus des vorliegenden Bandes steht vor allem die Einführung molekulargenetischer Grundbegrifflichkeiten. Falls diese bereits bekannt sind, kann der Leser direkt zu Band II dieser Einführung wechseln, in welchem mehr inhaltliche Konzepte der *Molekularen Psychologie* erläutert werden. Zusätzlich gibt Band II eine Einführung in die *Epigenetik* und *Genetic Imaging*.

Aufgrund der Kürze der beiden einführenden Bände kann der Anspruch der vorliegenden Schrift nicht sein, ein allumfassendes Kompendium darzustellen. Viel mehr geht es darum, wesentliche Begrifflichkeiten und Methoden zu erklären, sodass die weitere Lektüre von englischsprachigen Originalarbeiten etwas einfacher fällt. In diesem Sinne hoffe ich, dass die beiden Kurzbände für alle Interessierten eine schnelle Hilfe beim Einstieg in die *Molekulare Psychologie* darstellen. Weitere Informationen über aktuelle Ergebnisse aus meiner Forschung gibt es übrigens auf der Webseite www.christianmontag.de.

An dieser Stelle möchte ich mich bei meinen Mitarbeitern Sonja Jung, Rayna Sariyska, Bernd Lachmann und Cornelia Sindermann bedanken, die das Manuskript vor der Veröffentlichung gelesen und zahlreiche wertvolle Anmerkungen gemacht haben. Vielen Dank auch an Indira Thangavelu für die gute Betreuung bei der Bearbeitung der Druckfahnen.

Viel Spaß beim Lesen!

Ulm   Christian Montag
im Juli 2017

Inhaltsverzeichnis

Molekulare Psychologie: Was ist das überhaupt? 1

Die Psychologie ist nach wie vor eine sehr junge wissenschaftliche Disziplin, wenn man bedenkt, dass das erste psychologische Labor von Wilhelm Wundt in Leipzig erst im Jahr 1879 eröffnet worden ist (z. B. Rieber und Robinson 2001). Seitdem hat sich die psychologische Forschungslandschaft enorm entwickelt und es gibt zahlreiche Grundlagen- und Anwendungsfächer, die den Kanon der modernen Psychologie ausmachen.

Zu den Grundlagenfächern gehören unter anderem die *Allgemeine Psychologie,* die *Sozialpsychologie, Entwicklungspsychologie, Differentielle Psychologie* sowie die *Biologische Psychologie.* Diese Disziplinen haben leicht variierende Blickwinkel auf menschliches Verhalten, wobei es der *Allgemeinen Psychologie* darum geht, allgemeingültige Gesetzmäßigkeiten herauszuarbeiten (z. B. Sinneswahrnehmung), die menschliches Verhalten erklärbar machen. Die *Sozialpsychologie* sieht den Menschen als Teil einer großen Gruppe/Umwelt, die wiederum sein Handeln beeinflusst, die *Entwicklungspsychologie* untersucht den Menschen über die Lebensspanne hinweg und die *Differentielle Psychologie* versucht, Unterschiede zwischen Menschen erklärbar zu machen. Auf die *Biologische Psychologie* gehe ich gleich noch näher ein. Angewandte Fächer im Rahmen eines „klassischen" Studiengangs Psychologie sind z. B. die *Klinische Psychologie,* die *Psychologische Diagnostik* und die *Arbeitspsychologie.* Bei allen angewandten Disziplinen steht naturgemäß die Anwendung des psychologischen Wissens in unterschiedlichen Kontexten im Vordergrund.

Wie lässt sich nun die *Molekulare Psychologie* in der bisherigen Landschaft der Psychologie verorten und was ist genau darunter zu verstehen? Auch wenn man darüber debattieren kann, ob die *Molekulare Psychologie* eine eigene Disziplin innerhalb der Psychologie rechtfertigt, so gibt es Methoden und Fragestellungen, die exklusiv nur in der *Molekularen Psychologie,* vielleicht noch in der *Biologischen Psychologie* angesiedelt werden können. Persönlich sehe ich

© Springer Fachmedien Wiesbaden GmbH 2018
C. Montag, *Eine kurze Einführung in die Molekulare Psychologie,*
essentials, https://doi.org/10.1007/978-3-658-19636-3_1

die *Molekulare Psychologie* als interdisziplinäres Forschungsfach innerhalb der Psychologie, welches verstärkt Methoden aus den Bio- und Neurowissenschaften einsetzt, um psychologische Phänomene besser zu verstehen. Interdisziplinär *innerhalb* der Psychologie bedeutet auch, dass es sich bei der *Molekularen Psychologie* um einen Bereich der Psychologie handelt, der inhaltlich eine große Nähe zur *Differentiellen Psychologie und Persönlichkeitsforschung* besitzt. Verdeutlicht wird dies vor allen Dingen durch die Erforschung der molekularen Ursachen von interindividuellen Differenzen in Persönlichkeitseigenschaften und kognitiven Funktionen. Da „biologisch" geforscht wird, ist selbstredend eine große Nähe zur *Biologischen Psychologie* vorhanden.

Die *Biologische Psychologie* hat eine große Tradition in der Erforschung des menschlichen Verhaltens und verwendet unter anderem endokrinologische (= hormonelle) Parameter wie das Hormon Cortisol oder die Ableitung von Hirnströmen mithilfe eines Elektroenzephalogramms (EEG), um die biologischen Grundlagen menschlichen Verhaltens besser zu verstehen. Diese Methoden werden übrigens auch in der *Molekularen Psychologie* eingesetzt, allerdings in Kombination mit molekulargenetischen oder epigenetischen Verfahren. Das heißt, die *Molekulare Psychologie* versucht menschliches Verhalten zu erklären, indem sie eine weitere Daten-Ebene berücksichtigt, nämlich die Erforschung von „winzigen" Mechanismen auf molekularer Ebene. Diese Perspektive wird zunehmend auch von Vertretern der *Biologischen Psychologie* in der Forschung verfolgt.

Es lässt sich natürlich darüber streiten, ob die *Molekulare Psychologie* nicht einfach einen Fortsatz oder eine Facette der *Biologischen Psychologie* darstellt. Durch die Nähe zur *Differentiellen Psychologie,* aber auch durch das benannte Methodenspektrum aus den Neurowissenschaften und der *Biologischen Psychologie* bin ich mir nicht so sicher. Mir geht es übrigens an dieser Stelle nicht um eine Grenzdebatte der Disziplin, die möglicherweise auch viel zu früh kommt, sondern eher darum, den Begriff *Molekulare Psychologie* erlebbar zu machen. Generell sollten meines Erachtens die Grenzen zwischen den psychologischen Disziplinen mehr verringert als vergrößert werden. Das vorliegende Kapitel dient dementsprechend eher einer Klärung dessen, was die *Molekulare Psychologie* ausmacht, sei es als Unterdisziplin der *Biologischen Psychologie,* in Form einer eigenen Disziplin oder einer anderen denkbaren Form der Kategorisierung.

Bei der weiteren Verortung hilft, dass der Begriff *Molekulare Psychologie* bereits vor knapp zehn Jahren von Turhan Canli in einem Fachartikel genutzt wurde (Canli 2008). Er schreibt: „Taken together, there emerges a ‚molecular' perspective that looks at complex traits in terms of individual differences that represent the contributions, functions, and interactions between many genes of small effect across the entire genome" (S. 313). Diese Sichtweise wird dann in diesem Text für die gesamte Psychologie geöffnet: „The molecular perspective can be applied to any discipline within psychology" (S. 313). Dieser Gedanke, genauso wie die inhaltlich besondere Nähe sowohl zur *Biologischen Psychologie* als auch zur *Differentiellen Psychologie,* ist in Abb. 1.1 dargestellt.

Eine Einordnung der *Molekularen Psychologie* kann zu guter Letzt auch durch eine Untersuchung der Wortabstammung gelingen. Der Begriff *Molekulare Psychologie* beinhaltet das Wort *Molekül,* welches wiederum auf das lateinische Wort *molecula* (kleine Masse) zurückzuführen ist. Im enger verstandenen Sinne wird mit dem Begriff *Molekül* in der Fachdisziplin Chemie ein kleines elektrisches neutrales Teilchen beschrieben, welches aus zwei oder mehreren Atomen besteht. Dagegen bezeichnet *molekular* im Volksmund eigentlich erst einmal nichts anderes als etwas sehr Kleinteiliges bzw. Prozesse, die sich in winzig kleinen Bereichen abspielen. Genauso verstehe ich auch diese neue Disziplin in der Psychologie. Sie versucht Prozesse in „winzigen" Bereichen unseres menschlichen Körpers abzubilden und diese Informationen mit Verhaltensweisen des Menschen

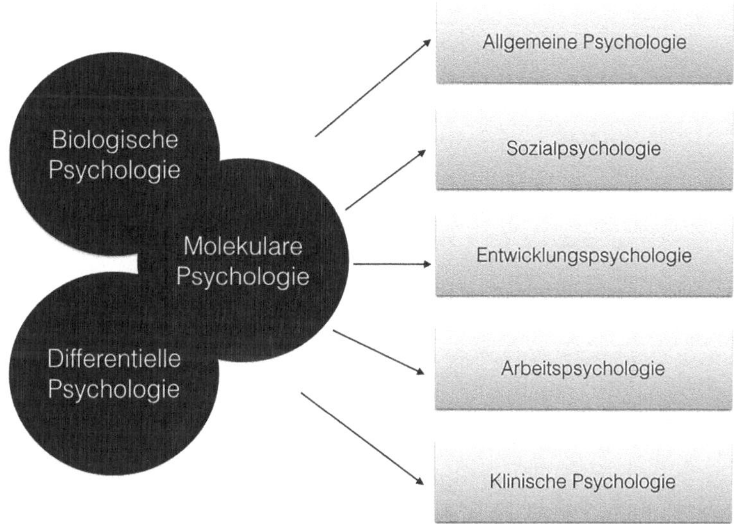

Abb. 1.1 Traditionell hat die *Molekulare Psychologie* aufgrund ihrer Methoden (z. B. Molekulargenetik, Epigenetik, MRT) sowie untersuchten psychologischen Variablen (z. B. Persönlichkeit und kognitive Funktionen) eine große Nähe sowohl zur *Biologischen Psychologie* als auch zur *Differentiellen Psychologie und Persönlichkeitsforschung.* Die Anwendung der Methoden der *Molekularen Psychologie* lässt sich aber ohne Probleme auf viele andere Bereiche der Psychologie übertragen

in Zusammenhang zu bringen. Da der Weg von molekularen Mechanismen bis hin zum Verhalten ein sehr weiter ist, kombiniert die *Molekulare Psychologie* gerne Methoden aus der Molekulargenetik oder dem Studium des *Epigenoms* mit bildgebenden Verfahren des Gehirns wie der Magnetresonanztomographie (MRT), um eine Brücke zwischen molekularen Mechanismen und Verhalten schlagen zu können. Hier sind Ansätze wie das *Genetic Imaging/Imaging Genetics* zu nennen, in denen man beispielsweise den Einfluss einer genetischen Variante auf Hirnstruktur und/oder Hirnfunktion nachweisen möchte (de Geus et al. 2008). Darauf wird in Kap. 7 von Band II näher eingegangen.

Die Differentielle Psychologie als Vorgänger der Molekularen Psychologie

2

Einen wichtigen Vorgänger der *Molekularen Psychologie* stellt die *Differentielle Psychologie und Persönlichkeitsforschung* dar. In der *Differentiellen Psychologie* beschäftigen sich Wissenschaftler mit der Frage, warum sich Menschen in Persönlichkeitseigenschaften oder kognitiven Fähigkeiten unterscheiden. Ein zentrales Anliegen der *„Diff"* stellt in diesem Zusammenhang die Beantwortung der Frage dar, inwieweit zu beobachtende Unterschiede durch die Genetik und/oder Umwelt beeinflusst werden. Das hierfür bedeutsame Forschungsfeld der Zwillingsstudien wird an dieser Stelle nur kurz erläutert werden, da dieses nicht im Fokus dieser kurzen Einführung in die *Molekulare Psychologie* steht, trotzdem aber einen bedeutsamen Wegbereiter darstellt.

Diese Art der Forschung geht unter anderem auf Sir Francis Galton zurück (1876; siehe Abb. 2.1). Er hatte als einer der ersten Wissenschaftler die Idee, Zwillinge als Modell in der Forschung einzusetzen, um die Erblichkeit eines psychologischen Merkmals zu bestimmen. Francis Galton war ein Halbcousin von Charles Darwin und ein sehr produktiver Wissenschaftler, der wichtige Konzepte der *Differentiellen Psychologie* mit vorgedacht hat.[1]

Im Hinblick auf ausgeklügelte Zwillingsdesigns zur Erforschung der Erblichkeit eines psychischen Merkmals waren Galtons Ideen noch recht krude und

---

[1]Er begründete auch den stark in Verruf geratenen Forschungszweig *Eugenik*. Eugenik könnte man vereinfacht als *gute Genetik* übersetzen. Genauer heißt es übersetzt aber *gutes Geschlecht* (eū = gutes und génos = Geschlecht). Die Eugenik verfolgt das Ziel, wünschenswerte genetische Eigenschaften in einer Population zu erhöhen und nicht wünschenswerte genetische Eigenschaften möglichst auszumerzen. Heutzutage wird besonders in der Reproduktionsmedizin noch über eugenische Fragestellungen diskutiert.

© Springer Fachmedien Wiesbaden GmbH 2018
C. Montag, *Eine kurze Einführung in die Molekulare Psychologie,*
essentials, https://doi.org/10.1007/978-3-658-19636-3_2

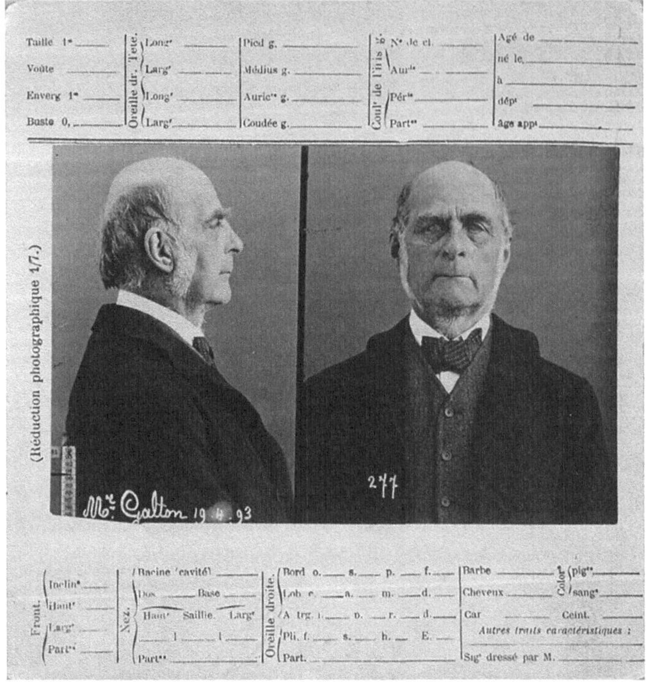

Abb. 2.1 Sir Francis Galton ist ein wichtiger Wegbereiter der Zwillingsstudien. Zudem hat er auch das Steckbrieffoto oder die Fingerabdrucktechnik in der Kriminologie mit erfunden. (Copyright liegt bei der UCL Galton Collection, Erlaubnis erteilt von Subhadra Das)

die folgenden Informationen waren ihm nicht bekannt. Heute wissen wir, dass monozygote (eineiige) Zwillinge den gleichen genetischen Code tragen. Vereinfacht gesprochen ist der Code aus den berühmten Buchstaben A, T, C und G gemeint, die stellvertretend für die Basen *Adenin*, *Thymin*, *Cytosin* und *Guanin* stehen[2]. Im Folgenden wird ein simpler Versuchsplan zur Schätzung der Erblichkeit kurz geschildert. Es sollen in einer Studie monozygote Zwillinge untersucht werden, die direkt nach der Geburt getrennt worden sind. Dies könnte in einem

---

[2]Neuere Studien zeigen, dass sich auch monozygote Zwillinge im genetischen Code unterscheiden können. Es handelt sich allerdings um sehr geringfügige Unterschiede und diese fallen an dieser Stelle nicht weiter ins Gewicht. Zurückzuführen sind die kleinen Unterschiede auf Punktmutationen (siehe auch Kap. 4), die in der frühen Embryonalentwicklung entstehen können.

Adoptionsfall geschehen, wenn beide Zwillinge von unterschiedlichen Familien aufgenommen werden. Beide Zwillinge tragen in diesem Setting den gleichen genetischen Code, haben dann aber völlig unterschiedliche Umwelten nach der Geburt erfahren. Stellt sich nun heraus, dass beide Zwillinge im Erwachsenenalter trotz unterschiedlicher Umwelten sehr ähnlich sind, beispielsweise gleiche Intelligenz aufweisen, wäre dies ein Zeichen dafür, dass interindividuelle Differenzen (also Unterschiede) in Intelligenz zwischen Menschen stark durch die Genetik beeinflusst werden. In diesem Beispiel ist die Umwelt unterschiedlich, die Genetik der Zwillinge aber dieselbe. Da das Beispiel von monozygoten Zwillingen, die bei der Geburt getrennt worden sind, eher selten vorkommt, stellt vor allen Dingen der Vergleich von monozygoten und dizygoten (zweieiigen) Zwillingen die häufiger verwendete Methode in der Zwillingsforschung dar, um Erblichkeit zu schätzen. Dizygote Zwillinge haben pränatal (vorgeburtlich) die gleiche Umwelt miteinander geteilt, wachsen auch meist gleichaltrig zusammen auf (wie eineiige Zwillinge), sind im Hinblick auf ihren genetischen Code jedoch nur zu ca. 50 % identisch. Dies entspricht übrigens auch der genetischen Ähnlichkeit „normaler" Geschwister. Wenn sich nun monozygote Zwillinge in Persönlichkeitseigenschaften oder Intelligenz ähnlicher sind als dizygote Zwillinge, lässt dies den Rückschluss zu, dass die Genetik zumindest eine gewisse Rolle für die Unterschiede in diesen Bereichen spielt.[3]

Die Zwillingsforschung stellt einen eigenen und hochkomplexen Wissenschaftszweig dar und viele methodische Kniffe müssen berücksichtigt bzw. bedacht werden, um genau herauszuarbeiten, ob Genetik und/oder Umwelt für die beobachtbaren Unterschiede verantwortlich sind. Genauer kann mit komplexen Untersuchungsplänen sogar quantifiziert werden, welche Rolle die *geteilte* bzw. *nicht geteilte Umwelt* für Unterschiede zwischen Menschen spielt, bzw. ob auf der genetischen Seite *additive* oder *nicht additive Effekte* wichtiger sind. *Geteilte Umwelt* bezieht sich auf die Umwelten, die bei Geschwistern gleich ausfallen (z. B. ein gleicher Erziehungsstil der Eltern gegenüber den Geschwistern), und *nicht geteilte Umwelt* bezieht sich auf Umwelten, die sich im Hinblick auf die Geschwister unterscheiden. Dies können z. B. unterschiedliche Freunde der Zwillinge sein. Auf die genetischen Termini wird an späterer Stelle erneut eingegangen (siehe auch Glossar).

---

[3]Siehe auch die Falconer Formel (1975) zur Berechnung der Erblichkeit (h^2): $h^2 = 2 \, (r_{MZ} - r_{DZ})$; r_{MZ} bedeutet die Korrelation bzgl. eines Merkmals innerhalb der monozygoten Zwillinge und r_{DZ} bedeutet die Korrelation eines Merkmals innerhalb der dizygoten Zwillinge. Eine Korrelation beschreibt den Zusammenhang zwischen zwei Merkmalen (z. B. größere Personen sind auch schwerer).

Tab. 2.1 Interpretation der Muster/des Verhältnisses von ein- und zweieiigen Zwillings-korrelationen in klassischen Zwillingsstudien-Designs. (Zitiert nach Hahn und Spinath 2017[4])

Verhältnis	Interpretation
$r_{MZ} < 1$	Nicht geteilte Einflüsse der Umwelt
$r_{MZ} > 2r_{DZ}$	Genetische Dominanz (oder Epistasis; der Einfluss der geteilten Umwelt ist klein)
$r_{MZ} > 4r_{DZ}$	Epistasis
$2r_{DZ} > r_{MZ} > r_{DZ}$	Additive genetische und geteilte Umwelteinflüsse
$r_{MZ} = r_{DZ} > 0$	Keine genetische Beteiligung; geteilte Umwelteinflüsse (Familienumgebung)
$r_{MZ} = r_{DZ} = 0$	Keine genetische Beteiligung; nicht geteilte Umwelteinflüsse

r_{MZ} = monozygotische intra-Paar-Korrelation; r_{DZ} = dizygotische intra-Paarkorrelation

Ergänzend wird bei Zwillingsstudien diskutiert, inwieweit monozygote und dizygote Zwillinge tatsächlich über gleiche Umwelten verfügen, da monozygote Zwillinge vielleicht von außen ähnlicher behandelt werden oder selber ihre Umwelt ähnlicher gestalten, als dies der Fall bei dizygoten Zwillingen ist. In diesem Zusammenhang wird die *Equal Environment Assumption (EEA)* diskutiert, wobei diese Annahme davon ausgeht, dass „the contribution of the shared environment to twin resemblance (c²) is equal for MZ and DZ twins" (Borkenau et al. 2002, S. 262). Wenn dem nicht so wäre, würde die Erblichkeitsschätzung beim direkten Vergleich von mono- und dizygoten Zwillingen zu über- oder unterschätzten Werten führen (siehe z. B. Derks et al. 2006; Kendler et al. 1993). Für eine tiefere Einführung in Zwillingsstudien übrigens auch in einige später diskutierte molekulargenetische Methoden, sei das umfangreiche Lehrbuch von Knopik et al. (2016) empfohlen. Lesenswert ist auch eine schnelle Einführung in die Methoden der Zwillingsstudien von Hahn und Spinath (2017). Hier wird auch kurz die Möglichkeit des Studiums von *Gen mal Umweltinteraktionen* in Zwillingsmodellen erörtert. Auf diese Interaktionen wird in dieser Einführung lediglich im Kontext der *Molekularen Psychologie* (siehe Band II, Kap. 4), nicht aber vor dem Hintergrund der Zwillingsstudien eingegangen. Aus der Einführung von Hahn und Spinath (2017)[4] habe ich auch die Tab. 2.1 entnommen, die Einblicke in die Interpretation von Werten aus Zwillingsstudien bzgl. Gen und Umwelteffekten gibt.

---

[4]Diese beiden Autoren haben die Tabelle wiederum aus Plomin et al. (2013) entnommen. Beim Schreiben des *essentials* hatte ich leider keinen Zugriff auf die ältere Version dieses Lehrbuchs (nun Knopik et al. 2016).

Zu guter Letzt möchte ich die Resultate von zahlreichen Zwillingsstudien stark vereinfacht wiedergeben, da diese letztendlich einen zentralen Startpunkt für die Forschungsarbeiten in der *Molekularen Psychologie* darstellen. Eine kürzlich veröffentlichte Studie von Polderman et al. (2015) sichtete eine große Anzahl an Zwillingsstudien in ganz unterschiedlichen Forschungsfeldern – unter anderem aus der Biologie, Medizin und Psychologie. Es zeigte sich, dass bei den untersuchten mehr als 14 Mio. Zwillingspaaren (!) so gut wie keine Unterschiede in menschlichen Eigenschaften gefunden werden konnten, die nicht ein Stück weit durch die Genetik und die Umwelt beeinflusst werden. Per Daumenregel lässt sich vereinfacht sagen, dass ca. 50 % der Unterschiede in Persönlichkeitseigenschaften durch Genetik und 50 % durch die Umwelt erklärt werden können. Im Hinblick auf den genetischen Anteil an Unterschieden in kognitiven Funktionen und Intelligenz gibt es teilweise sogar noch höhere Schätzungen (siehe Übersichtsarbeit von Arslan und Penke 2015). In den Kap. 4 und 6 von Band II dieser Einführung wird deutlich, dass eine getrennte Betrachtung von Genetik und Umwelt am Ende des Tages nicht zielführend ist, um komplexes Verhalten von Menschen verstehen zu können. Genetik und Umwelt sind immer im gegenseitigen Kontext zu betrachten. Gerade die Kapitel über *Gen mal Umweltinteraktionseffekte* und daran anschließend über das Epigenom zeigen, wie stark Genetik und Umwelt miteinander verzahnt sind.

Technologische Revolutionen in den Biowissenschaften als Wegbereiter für die Molekulare Psychologie 3

Ohne die rasanten Entwicklungen in den Biowissenschaften in den letzten dreißig Jahren hätte eine Disziplin wie die *Molekulare Psychologie* nicht entstehen können. In diesem kurzen Band kann aus Platzgründen nicht auf jede dieser technologischen Neuerungen eingegangen werden. Trotzdem soll zumindest eine zentrale Technik der Molekulargenetik beschrieben werden, die einen besonderen Stellenwert bei der Erforschung der molekularen Mechanismen menschlichen Verhaltens innehat. Es handelt sich hier um die *Polymerase-Kettenreaktion* (englisch *Polymerase Chain Reaction*, PCR), die von Kary Banks Mullis im Jahr 1983 entwickelt worden ist. Eine zentrale wissenschaftliche Veröffentlichung über das PCR-Verfahren findet sich in der Fachzeitschrift *Science* (Saiki et al. 1985). Die Methode der PCR hat sich als so bedeutend herausgestellt, dass Kary Banks Mullis für seine Erfindung im Jahr 1993 den Nobelpreis verliehen bekam (siehe auch Shampo und Kyle 2002).

Bei der PCR handelt es sich um ein Kopierverfahren. Dieses Verfahren ermöglicht es Wissenschaftlern, beliebig zu definierende Abschnitte unseres Erbgutes zu vervielfältigen. Warum ist eine solche Vervielfältigung notwendig? Die Mechanismen auf molekulargenetischer Ebene sind so molekular, so klein, dass zunächst Millionen Kopien des Genoms von einer Genprobe einer Person erstellt werden müssen, um etwaige Unterschiede auf dem Genom messen zu können. Die PCR stellt dabei ein *In-Vitro*-Verfahren dar. *In-Vitro* bedeutet, dass das Experiment im Reagenzglas abläuft.

Wie funktioniert dieser Kopierapparat des Genoms nun genau? Die PCR arbeitet mit schnell ablaufenden Temperaturwechseln, d. h., die Temperatur wird in einem PCR-Gerät blitzschnell erhöht oder verringert. Die Veränderung der

© Springer Fachmedien Wiesbaden GmbH 2018
C. Montag, *Eine kurze Einführung in die Molekulare Psychologie,*
essentials, https://doi.org/10.1007/978-3-658-19636-3_3

Temperatur ist notwendig, weil die Doppelhelix[1] sensibel auf Temperaturunterschiede reagiert. Bei mehr als 90 Grad Celsius entwindet sich die Doppelhelix und als Folge werden die beiden DNA-Einzelstränge sichtbar. Deswegen nennt man diese Phase der PCR auch *Denaturierungs-Phase.* In einfacher Sprache wird die Doppelhelix aus ihrer natürlichen Form gebracht und liegt nach der Erhitzung in zwei Einzelsträngen vor. In der PCR folgt daraufhin die *Annealing-Phase* (auch *Hybridisierungsphase* genannt). Hier binden sogenannte *Primer* an komplementären Stellen der DNA. *Komplementär* bedeutet in etwa *sich gegensätzlich ergänzend,* was nun näher erläutert wird. Zunächst sind Primer winzige Bauteile, die man bei einer Biotech-Firma bestellen kann. Die Primer werden von der Biotech-Firma so produziert, dass sie in der Nähe der zu untersuchenden genetischen Variante an den Einzelstrang der DNA binden und damit die Region markieren, in der die zu untersuchende genetische Variante detektiert werden soll. Es gibt üblicherweise einen *Forward*-(Vorwärts-) und einen *Reverse*-(Rückwärts-)Primer, damit die angefertigten Primer auf jeden der beiden gegenüberliegenden DNA-Stränge passen. Nach der *Denaturierungs-Phase* wird die Temperatur in der PCR-Maschine abgesenkt, da die Primer erst bei einer niedrigeren Temperatur an den DNA-Strang binden. Die genaue *Annealing*-Temperatur ist primerspezifisch, liegt aber in der Regel im Bereich von 50 bis 60 Grad Celsius. Während in der *Annealing-Phase* die Primer komplementär (also genau an der richtigen Stelle gegenüber des DNA-Strangs) binden, wird in der letzten PCR-Phase die DNA direkt hinter dem Primer beginnend *elongiert,* d. h. verlängert. Diese PCR-Phase nennt sich dann logischerweise *Elongations-Phase.*

Um die Verlängerung des komplementären DNA-Strangs zu ermöglichen, wird ein Enzym eingesetzt, welches von Thomas D. Brock Ende der 1960er Jahre im Yellowstone National Park in den USA identifiziert werden konnte. Der Yellowstone National Park ist ein gigantischer Vulkan, auf welchem zahlreiche Geysire und heiße Schwefelbecken zu finden sind (siehe Abb. 3.1). Enzyme, die es bei den hohen Temperaturen in den heißen Quellen aushalten (und dabei nicht zerfallen), können auch mit den starken Temperaturveränderungen während einer PCR umgehen. Das im Yellowstone National Park gefundene Enzym hilft in der *Elongations-Phase* dabei, die DNA komplementär zu verlängern[2]. Es trägt den Namen

---

[1]Unsere DNA liegt in Form einer Doppelhelix vor. Bei der Doppelhelix handelt es sich um ein gewundenes Objekt. Diese bahnbrechende Entdeckung wurde von Watson und Crick (1953) gemacht.

[2]Zusätzlich werden neben der Polymerase *Bausteine der DNA (Nukleotide)* in das Reagenzglas hinzugefügt. Die Polymerase heftet die Basen dann komplementär an den DNA-Strang.

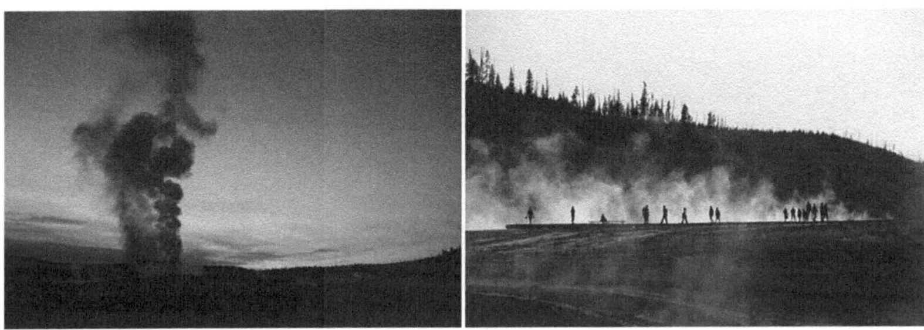

Abb. 3.1 Im Yellowstone National Park in den USA wurde Ende der 1960er Jahre die *Taq-Polymerase* entdeckt. (Fotos: Christian Montag)

Taq-Polymerase.[3] Der Name *Taq* lässt sich von der Abstammung des Enzyms vom Bakterium *Thermus Aquaticus* (Taq) herleiten, welches in den genannten heißen Quellen des Yellowstone National Park bei etwa 70 Grad Celsius lebt. Dies erklärt auch, warum die *Elongations-Phase* im PCR-Gerät bei ca. 70 Grad Celsius abläuft (siehe Abb. 3.2). Die *Taq-Polymerase* ist extrem thermostabil und die Halbwertszeit dieses Enzyms beträgt bei 97,5 Grad Celsius immerhin noch ca. 9 min (Lawyer et al. 1993).

Um sicherzustellen, dass nach dem Kopiervorgang tatsächlich eine identische Doppelhelix wie in der Originalprobe vorliegt, gibt es Regeln, die bei der PCR berücksichtigt werden. Zum einen bindet immer nur eine Adenin-(A-)Base mit einer Thymin-(T-)Base über eine doppelte Wasserstoffbrücke. Zum anderen bindet immer nur eine Cytosin-(C-)Base mit einer Guanin-(G-)Base über eine dreifache Wasserstoffbrücke. Komplementär werden die Nukleotide (also die Basen + Zucker + Phosphatrestteilchen) von der *Taq-Polymerase* an den einzelnen DNA-Strang angehängt. Wie bereits gesagt, wurde die Doppelhelix durch die *Denaturierung* zuvor in zwei Einzelstränge zerlegt. Zusätzlich ist die Richtung der Verdoppelung der DNA-Stränge festgelegt. Sie verläuft von 5' nach 3' (siehe Abb. 3.2).[4] Die PCR wird in vielen Zyklen durchgeführt, sodass nach 40 Zyklen beispielsweise 2^n, in diesem Fall also $2^{40} = 1099511627776$ Kopien der Originalprobe vorhanden sind! Der Ablauf der PCR ist auch in Abb. 3.2 dargestellt.

---

[3]Ein Enzym erkennt man einfach an dem Wortende „*-ase*".

[4]Die Orientierung von 5' zu 3' ergibt sich durch den Beginn des DNA-Strangs mit einem Phosphatrest am C5 Atom (5') und dem Ende des Strangs mit einer (freien) OH Gruppe (3').

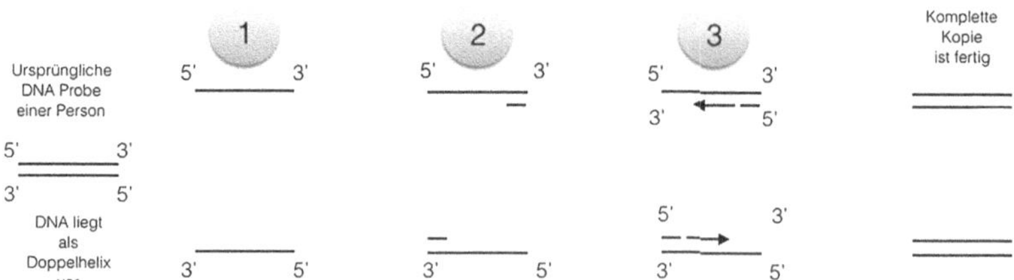

Abb. 3.2 In der Abbildung ist der Ablauf einer Polymerase-Kettenreaktion (PCR) darge-stellt. Die jeweiligen Phasen 1–3 sind durch unterschiedliche Temperaturen gekennzeich-net: Phase 1 = 94 Grad Celsius, Phase 2 = 50 Grad Celsius, Phase 3 = 72 Grad Celsius. Die hier angegebenen Zahlen können je nach Protokoll etwas variieren und dienen nur der Illustration. Bevor eine PCR durchgeführt wird, muss die DNA aus dem Nucleus der Zellen der Genprobe einer Person extrahiert werden. Diese Probe kann zum Beispiel durch einen Wangenepithelzellabstrich oder Blutabnahme gewonnen werden. Es handelt sich bei der Extraktion um einen Aufreinigungsvorgang, bei welchem der Nucleus einer Zelle (Zellkern) aufgebrochen wird, die DNA isoliert und von allen anderen in der Zelle befindlichen Struk-turen befreit wird. Am Ende des Aufreinigungsvorgangs liegt die DNA in Reinform vor

Nachdem die PCR mit ca. 30–40 Zyklen abgeschlossen ist, verfügt der Wis-senschaftler über eine ausreichende Menge an Genprodukt eines vorher bestimm-ten Abschnitts der DNA, den es jetzt genauer zu untersuchen gilt. Auch hier gibt es zahlreiche Möglichkeiten, das Erbgut einer Person im Hinblick auf genetische Variationen zu untersuchen. Aus Platzgründen stelle ich nur ein gängiges Ver-fahren im Detail vor. Dieses Verfahren illustriert, wie mit dem PCR-Produkt im Labor weitergearbeitet wird. An dieser Stelle sei schon erwähnt, dass es unter-schiedliche genetische Variationen auf unserem Erbgut zu beobachten gibt. Für den Moment beschäftigen wir uns mit *VNTR* (*Variable Number Tandem Repeats*; auch *Minisatelliten* genannt). Es handelt sich um recht kurze Sequen-zen (ca. 12–100 Basen) des Erbguts, die unterschiedlich häufig wiederholt wer-den. Ein prominentes Beispiel für einen solchen VNTR wäre der MAO-A VNTR, welcher bereits mit aggressivem Verhalten und Delinquenz assoziiert worden ist (Meyer-Lindenberg et al. 2006; Buckholtz und Meyer-Lindenberg 2008). MAO-A steht für *Monoaminooxidase-A,* ein Enzym, welches unter anderem Serotonin abbauen kann. Die natürlich vorkommenden Variationen des MAO-A VNTR-Polymorphismus (Polymorphismus kommt von polymorph = vielgestaltig) in der Bevölkerung sehen so aus, dass eine Sequenz von 30 Basenpaaren zwei bis

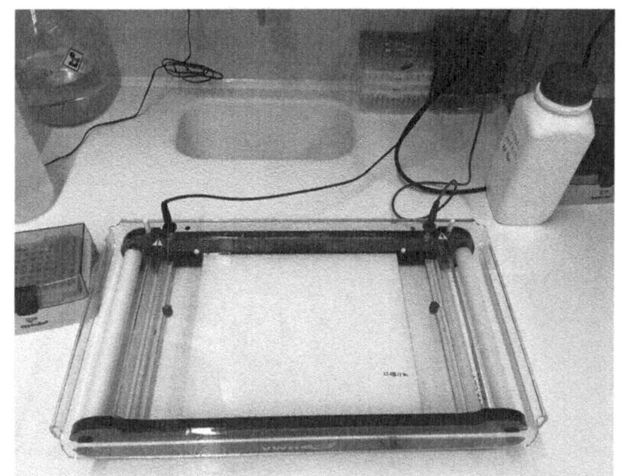

Abb. 3.3 Eine Gelektrophorese-Kammer in einem molekulargenetischen Labor. (Foto: Christian Montag)

fünf Mal hintereinander wiederholt wird (in sehr seltenen Fällen tritt sogar eine sechsfache Wiederholung auf; siehe Huang et al. 2004). Dadurch ergeben sich unterschiedliche Genotypen, also Informationen, die aus der Kombination zweier Allele stammen[5]. Genauer muss bei dem *MAO-A-Sonderfall* allerdings erwähnt werden, dass bei Männern im Vergleich zu Frauen nur ein Allel vorhanden ist, da der MAO-A VNTR auf dem X-Chromosom (Gonosom = Geschlechtschromosom) liegt. Dies erklärt, warum Männer (XY-Gonosomen) nur ein Allel des MAO-A VNTR tragen und Frauen (XX-Gonosomen) durch das doppelt vorliegende X-Chromosom mit zwei Allelen ausgestattet sind. Im nächsten Kapitel werden Grundbegrifflichkeiten wie Chromosom etc. genauer eingeführt.

Zurück zu dem weiteren Arbeitsprozedere nach dem Durchführen einer PCR: Es wird in einem molekulargenetischen Labor ein Gel gegossen, welches in eine Gelelektrophorese-Kammer mit Pufferlösung (Laufpuffer) gelegt wird (siehe Abb. 3.3). Ein Elektrophoresepuffer ist ein wässriges Lösungsgemisch aus Salzen (Pufferionen) mit einem, auch nach Zugabe von Säuren und Basen, relativ stabil bleibenden pH-Wert. Durch die chemische Zusammensetzung des Puffers wird zudem die elektrische Leitfähigkeit der Lösung erhöht. Die Konzentration der Pufferionen in der Lösung und im Gel selbst muss hierbei immer dieselbe sein. Das bereits genannte Gel wird so angefertigt, dass einige Taschen in dem Gel zu finden sind, in welche das PCR-Produkt hineinpipettiert wird. Zum Zeitpunkt des Pipettierens befindet sich das Gel bereits in dem Elektrophoresepuffer in der Gelelektrophorese-Einheit. Nach dem Pipettiervorgang wird das Gel unter

---

[5]Die Begrifflichkeiten Genotyp, Allel und Polymorphismus werden im nächsten Kapitel näher erläutert, siehe aber auch Glossar.

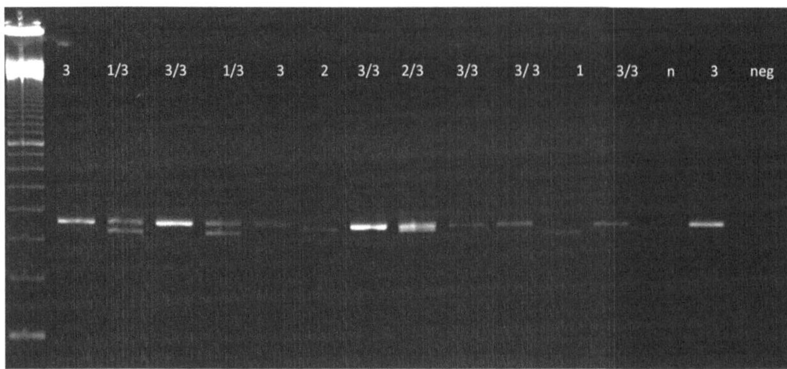

Abb. 3.4 Genotypisieren mithilfe der Gelelektrophorese. Weitere Erklärung der Nummern im Bild: 1 = 3 Wiederholungen, 2 = 3,5 bzw. 3 + 18 bp Wiederholungen, 3 = 4 Wiederholungen des MAO-A VNTR; neg = negative Kontrolle. (Abbildung: Sonja Jung)

Strom gesetzt. Das PCR-Produkt wird durch den Stromfluss in den einzelnen Taschen dazu veranlasst, sich von oben nach unten durch das Gel zu bewegen (je nach Sichtweise links nach rechts; siehe auch Abb. 3.3 und 3.4). In jede Tasche wird das PCR-Produkt einer einzelnen Probe (einer Person) hineinpipettiert. Die DNA-Proben bewegen sich in der Gelelektrophorese vom Minus- bis zum Pluspol, weil das Phosphatrückgrat der DNA negativ geladen ist. Wie man sich unschwer vorstellen kann, fällt es den großen Molekülen (also z. B. den Fünffach-Wiederholungen eines VNTR) deutlich schwerer als kleinen Molekülen (Zwei- oder Dreifach-Wiederholungen), sich durch das Gel[6] fortzubewegen. Nach ca. einer Stunde[7] haben die unterschiedlich langen PCR-Produkte unterschiedlich viel Wegstrecke hinter sich gebracht. In Abb. 3.4 sieht man dementsprechend auch, dass die Proben, in denen der MAO-A VNTR die dreifache Wiederholung aufweist (gekennzeichnet mit 1), weiter durch das Gel hindurchgekommen sind als z. B. die Proben mit einer vierfachen Wiederholung (gekennzeichnet mit 3).

Zur weiteren Illustration der Abb. 3.4 sei erläutert, dass Personen mit zwei Banden in unserem Beispiel heterozygot für den MAO-A VNTR sind, d. h., diese Personen besitzen beispielsweise eine kurze dreifache und eine etwas längere vierfache Variante. Würde es sich in der Abbildung um Männer handeln (das kann

---

[6]Es handelt sich um ein Gel, das aus Agarose gegossen wird. Agarose wird aus Meeralgen gewonnen.

[7]Die Zeit unterscheidet sich je nach Protokoll ein wenig.

man auf dem Bild nicht erkennen[8]), so würde ein einzelner Strich in einer Spalte bedeuten, dass lediglich eine kurze oder lange Variante vorliegt. Bei Frauen würde eine Bande in unserem MAO-A-Beispiel den homozygoten Genotyp für die kurze oder lange Variante darstellen (also kurz/kurze Variante oder lang/lange Variante). In diesem Kapitel wurde bereits darauf hingewiesen, dass dieser Sonderfall durch die Lage des MAO-A-Gens auf dem X-Chromosom erklärt werden kann.

Wie auf dem Bild zu erkennen ist, muss man sich das Gel genau anschauen, um die richtigen Genotypen abzulesen. Zusätzlich benötigt man in jedem Fall eine oder mehrere Referenzproben bzw. eine Leiter (die *Ladder* auf der linken Seite der Abb. 3.4), damit man einen Orientierungspunkt und Längenangaben bei der Genotypisierung der einzelnen Proben hat. Wie sich in der Abbildung zeigt, lief in dem vorliegenden Beispiel die dreifache Variante am weitesten durch das Gel (= beschrieben mit 1), die vierfache Variante war dagegen am behäbigsten (beschrieben mit 3). Es gibt sogar „3 + 18" Wiederholungen (im Bild gekennzeichnet mit der 2), so dass es nicht nur komplette Wiederholungen einer Sequenz gibt, sondern auch manchmal bruchstückhafte Wiederholungen. Heutzutage wird die Gelelektrophorese vor allen Dingen noch zur Detektion von besagten VNTR, aber auch zur Bestimmung von *Insertions-/Deletionspolymorphismen* in der *Molekularen Psychologie* genutzt (ein Beispiel hierfür wäre der 5-HTTLPR, den wir in Kap. 1 des Bandes II kennenlernen). Der Begriff *Insertion* kennzeichnet einen Informationseinschub auf dem Genom, der Begriff *Deletion* dass ein Abschnitt auf dem Genom komplett fehlt. Es kann sich hier bereits um den Einschub oder die Deletion eines einzelnen Nukleotid handeln.

Einzelnukleotid-Polymorphismen (Austausch eines Buchstabens oder einer Base) werden im Unterschied zu VNTR einfacher und kostengünstiger mit anderen Verfahren untersucht. Eines dieses Verfahren ist z. B. die Real-Time-PCR mit anschließender Schmelzkurvenanalytik. Diese wird an dieser Stelle aus Platzgründen aber nicht näher erläutert (mehr Infos über dieses Verfahren findet sich in Reuter et al. 2005). Zu guter Letzt sei erwähnt, dass man das Genom auch sequenzieren kann. Der Begriff *Sequenzierung* besagt, dass jeder Buchstabe des Genoms ausgelesen wird und nicht nur auf die Detektion einer bestimmten genetischen Variante fokussiert wird (siehe auch der Begriff *Next Generation Sequencing* im Glossar).

---

[8]Es lässt sich lediglich mit Sicherheit sagen, dass in dem vorliegenden Fall Personen mit zwei Banden Frauen sein müssen.

Einige molekulargenetische Grundbegrifflichkeiten aus der Molekularen Psychologie kurz erklärt

4

Ein zentraler Bestandteil der *Molekularen Psychologie* stellt die Erforschung des menschlichen Erbgutes vor dem Hintergrund psychologischer Fragen dar. Das komplette menschliche Erbgut findet sich in den Zellkernen unserer Zellen dicht verpackt. Dicht verpackt bedeutet, dass ca. drei Milliarden Basen in Länge eines ca. zwei Meter langen Fadens in jedem Zellkern zu finden sind. Die Meter-Angabe ergibt sich, wenn man die Chromosomen-Informationen aufaddieren würde. Ein Chromosom ist ein Molekülkomplex, welcher genetische Informationen von einer Person trägt. Das menschliche Erbgut lässt sich in Form von 2 × 23 Chromosomen kartieren, sodass distinkte Abschnitte auf unserem Erbgut gut lokalisiert werden können. Gesunde Menschen besitzen 23 Chromosomenpaare, da jeweils Informationen von Vater und Mutter vererbt werden. Chromosomen selber sind mit jeweils einem kurzen und langen Arm ausgestattet, was die Orientierung auf den Chromosomen erleichtert. Der kurze Arm nennt sich p und der lange Arm q. Beide Arme werden durch das Zentromer (die Verengung zwischen dem p und q Arm) zusammengehalten. Wenn man eine Information wie 11q23 in einer Forschungsarbeit liest, weiß man, dass sich das Gen auf dem Chromosom 11 befindet, genauer auf dem langen Arm q in der Region 2 auf der Bande 3. Dieses Beispiel mit Bezug zu den sogenannten ANKK1/DRD2 Genen ist auch in der Abb. 4.1 näher gekennzeichnet. Übrigens: Je größer die Zahl der Region ausfällt, desto weiter ist sie vom Zentromer entfernt. Als Eselbrücke hilft auch zu wissen, dass die Begriffe p und q wie folgt abgeleitet worden sind: p steht für *petit* (französisch) also „klein". Das q wurde für „groß" gewählt, weil es einfach den nächsten „Buchstaben" im Alphabet darstellt.

Im Hinblick auf den Begriff *Chromosom(en)* unterscheidet man zwischen *Gonosomen* und *Autosomen*. Bei den *Gonosomen* spricht man von den Geschlechtschromosomen, wobei die Ausprägung XX für den weiblichen Phänotypen und die Ausprägung XY für den männlichen Phänotypen steht. Alle wei-

© Springer Fachmedien Wiesbaden GmbH 2018
C. Montag, *Eine kurze Einführung in die Molekulare Psychologie,*
essentials, https://doi.org/10.1007/978-3-658-19636-3_4

19

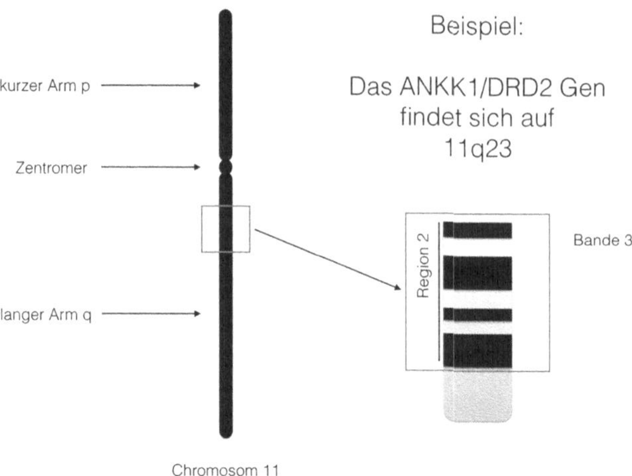

Abb. 4.1 Orientierung auf einem Chromosom. (Adaptiert nach Montag 2016)

teren Chromosomen jenseits der *Gonosomen* werden *Autosomen* genannt. Das Beispiel des MAO-A VNTR-Polymorphismus aus dem vorherigen Kapitel illustrierte diesen Sachverhalt bereits. Ist ein Gen auf dem X Chromosom zu finden, so besitzen Frauen aufgrund zweier X Chromosomen bis zu zwei unterschiedliche Varianten eines untersuchten Genortes.[1] Männer können dann entsprechend nur eine Ausprägung dieser genetischen Variante tragen. Bei Autosomen können Männer und Frauen dagegen jeder bis zu zwei unterschiedliche Varianten an einem solchen homologen Genlocus tragen.

Ein wichtiger Begriff im Bereich der Molekulargenetik ist die Nomenklatur *Polymorphismus*. Polymorphismus geht auf den Begriff *polymorph* zurück und bedeutet so viel wie *Vielgestaltigkeit*. Damit ist klar, dass mit einem Polymorphismus ein Abschnitt auf der DNA gekennzeichnet wird, an welchem wir Menschen uns unterscheiden können. Diese Regionen kommen seltener vor, als man denken könnte. Vergleichen wir den genetischen Code der menschlichen DNA zwischen Menschen, so ist nach aktuellen Schätzungen der Code zu ca. 99,5 %

---

[1]Durch die Entdeckung von *Copy Number Variations* (siehe Glossar) ist auch denkbar, dass es mehr als zwei Allele mit Hinblick auf einen Polymorphismus bei einer Person gibt. In dem vorliegenden Modell gehen wir aber von der klassischen Situation aus, dass ein Gen jeweils nur einmal auf einem Chromosom vorkommt.

identisch[2]. Berücksichtigt man aber die große Anzahl der existierenden „Buchstaben" so zeigt sich, dass selbst 0,5 % an Variation noch genügend Möglichkeiten für Unterschiede zulässt.

Kommen wir auf den Begriff *Polymorphismus* zurück. Per Definition spricht man nur dann von einem Polymorphismus, wenn die genetische Variation mindestens bei einem Prozent der Bevölkerung zu beobachten ist. Das heißt die genetische Variation muss relativ häufig in einer Population zu beobachten sein. Des Weiteren unterscheiden wir zwischen mehreren Formen genetischer Variation. So gibt es Einzelnukleotid-Polymorphismen die auch *Single Nucleotide Polymorphismen* (SNPs – sprich SNiPs) genannt werden. Ein SNP beschreibt einen Abschnitt auf dem Genom, in dem wir uns in einer einzelnen Base unterscheiden. Z. B. hat eine Person an einer Stelle seiner Doppelhelix ein G-C (G auf einem der DNA-Stränge, das C auf der gegenüberliegenden Position des komplementären Strangs; meistens wird nur ein Buchstabe angegeben, z. B. G) und eine andere Person ein A-T. Das wäre dann in einer möglichen Schreibweise ein G zu A Austausch.[3] SNPs werden in der Literatur aufgrund der Datenbank des *National Institute of Health* mit *rs-Nummern* versehen. Das Kürzel rs steht für *Reference SNP*. Die meisten SNPs sind damit durch eine solche Nummer gekennzeichnet. In Publikationen kann man so genau beschreiben, was untersucht wird. Gibt man dann beispielsweise die Nummer rs4680 in die SNP Datenbank auf der folgenden Webseite (siehe Fußnote)[4] ein, wird dem Wissenschaftler mitgeteilt, auf welchem Gen die genetische Variation zu finden ist. In dem vorliegenden Beispiel rs4680 handelt es sich um den COMT Val158Met Polymorphismus, der später auch noch näher beschrieben wird. Die angegebene Webseite gibt dem Wissenschaftler zusätzliche Informationen darüber, wie die genetische Variante über unterschiedliche ethnische Gruppen verteilt ist. Dies ist gerade bei der Statistik von Bedeutung, weil es Unterschiede in der Prävalenz von genetischen Varianten über unterschiedliche Ethnien gibt. Taucht eine genetische Variante nur sehr selten in einer Bevölkerung auf, so ist es vergleichsweise schwer, robuste Statistiken zu rechnen. Der direkte Vergleich von Häufigkeiten genetischer Varianten zwischen Patientengruppen und gesunden

---

[2]https://www.genome.gov/10001688/ (besucht am 28.05.2017).

[3]Dies verursacht manchmal Verständnisprobleme in der Literatur, da je nach Datenbank derselbe Genotyp an diesem einen Lokus z. B. GG oder AA heißen könnte. Wie gesagt unser Erbgut besteht aus einer Doppelhelix und es kommt auf den ausgelesenen Strang an. Für eine weitere Diskussion siehe folgende Webseite (besucht am 25.05.2017): https://www.snpedia.com/index.php/SNPedia:FAQ#Why_does_dbSNP_list_rs737865_as_a_C.2FT_variant_whereas_other_sources_list_it_as_an_A.2FG_variant.3F.

[4]https://www.ncbi.nlm.nih.gov/projects/SNP/ (besucht am 25.05.2017).

Kontrollpersonen deutet in manchen Fällen übrigens auch auf Unterschiede in den Prävalenzen von bestimmten Genmarkern hin. Final finden sich auf der unter Fußnote 4 genannten Webseite auch Informationen über die *Minor Allele Frequency* (MAF). Diese Zahl gibt an, wie häufig das seltenere Allel in einer Population vorkommt.

Was sind Gene und wie sind diese aufgebaut? 5

Mit dem Begriff Gen wird ein Abschnitt auf unserem Genom (Erbgut) definiert, welcher den Bauplan für ein bestimmtes Körperprodukt in unserem menschlichen Organismus bereithält. Für Psychologen sind vor allen Dingen solche Gene von Interesse, die den *Blueprint* (= Anleitung/Plan) für Produkte wie Botenstoffe oder Rezeptorstrukturen in unserem Gehirn codieren. An Rezeptoren können Botenstoffe binden, um an Nervenzellen Informationen weiterzugeben.

Gene besitzen aufgrund ihrer Struktur mehrere Einheiten, die zunächst in die Gruppen *codierende, nicht-codierende* und *regulierende Einheiten* unterschieden werden. Die *codierenden Einheiten* stellen *Exons* dar, die spezifizieren, welche Aminosäure[1] an einer bestimmten Stelle in einem Protein eingebaut werden muss. *Nicht-codierende Einheiten* sind *Introns*[2], die solche Informationen nicht bereithalten.[3] *Regulatorische Einheiten* beeinflussen wann und wie viel von einem Genprodukt hergestellt werden kann. Eine prominente regulatorische Einheit ist die *Promoterregion* zu Beginn eines Gens, von welcher aus die Aktivität des Gens gesteuert wird. D. h. hier wird darüber entschieden, ob die Information auf einem Gen zu einem gewissen Zeitpunkt überhaupt zugänglich gemacht wird. Dieser Gedanke wird in den Kapiteln dieser kurzen Einführung (in Band II) noch von Bedeutung sein, wenn über *Gen mal Umweltinteraktionseffekte* und *Epigenetik* gesprochen wird. Hier sei nur so viel gesagt: Die hohe Menge und Dichte

---

[1]Eine wichtige Gruppe der Aminosäuren (bestimmte α-Aminosäuren) stellen die Bausteine eines Proteins dar. Diese für die Bildung von Proteinen wichtigen Aminosäuren nennt man deswegen auch oft proteinogene Aminosäuren.

[2]Chorev und Carmel (2012) zeigen in ihrer Übersichtsarbeit, dass Introns trotzdem einige wichtige Funktionen haben, die hier aber nicht weiter präsentiert werden.

[3]Die genetischen Informationen der Introns werden bei dem sogenannten *Splicing* Prozess während der Transkription beseitigt (siehe weiter unten und auch im nächsten Kapitel).

© Springer Fachmedien Wiesbaden GmbH 2018
C. Montag, *Eine kurze Einführung in die Molekulare Psychologie,*
essentials, https://doi.org/10.1007/978-3-658-19636-3_5

an Informationen der DNA in den Zellkernen unseres Körpers kann nur deswegen auf so geringfügigem Platz erfolgreich untergebracht werden, weil viele dieser Informationen nicht zu jeder Zeit abgelesen werden können. Dies wird unter anderem durch das Aufwickeln der DNA erreicht. Hier wickelt sich die DNA um Histonmoleküle, ähnlich wie Wolle um eine Stricknadel.

Durch zahlreiche Umwelteinflüsse können bestimmte Abschnitte auf unserem Gen geöffnet und damit ablesbar gemacht werden. Bei diesen epigenetischen Effekten spielt auch die Promoterregion eine sehr wichtige Rolle (siehe Kap. 6 in Band II). Zusätzlich gibt es die bereits benannten exonischen und intronischen Einheiten. Hier ist es wichtig zu wissen, dass in dem finalen Körperprodukt nur die exonischen Einheiten Berücksichtigung finden, nicht aber die Informationen, die auf den Introns eines Gens zu finden sind.

Nach der Öffnung/Aktivierung eines Gens kommt es zunächst dazu, dass mithilfe von *messenger RNA* (mRNA) Molekülen, die Informationen von einem Gen auf unserem Erbgut abgelesen und übersetzt werden (*Transkription,* siehe Abb. 5.1). Dies ist wichtig, um die Informationen, die zu der Konstruktion des gewünschten Körperproduktes führen, in einem nachgelagerten Schritt an den Ribosomen außerhalb des Zellkerns im Zytoplasma die Informationen bereitstellen zu können, die zu der Konstruktion des gewünschten Körperprodukt führen (*Translation,* siehe Abb. 5.1). Für die Transkription wird die mRNA benötigt, die den genetischen Code genau abschreibt, mit der kleinen Ergänzung, dass aus jedem Thymin (T) ein Uracil (U) gemacht wird. Erwähnenswert ist, dass es vor

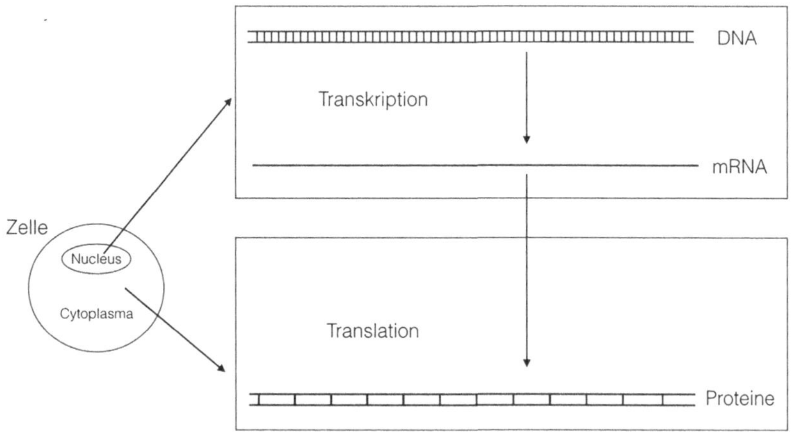

Abb. 5.1 Transkriptions- und Translationsprozesse – von der DNA zum Protein

der finalen mRNA noch ein prä-mRNA-Molekül gibt, welches immer noch exonische und intronische Informationen beinhaltet. Die Introns werden in einem Zwischenschritt durch *Splicing* zum finalen mRNA Molekül allerdings beseitigt. Da die Wissenschaftler um Crick et al. (1961) herausgefunden haben, dass immer ein Basentriplett (Codon) berücksichtigt werden muss, um für eine Aminosäure zu codieren, half dies später zu verstehen, welche Kombinationen an Basentripletts für welche der insgesamt zwanzig existierenden (kanonischen)[4] Aminosäuren codieren. Aminosäuren unterscheiden sich in essentielle und nicht essentielle Aminosäuren. Essentielle Aminosäuren sind lebensnotwendig, können aber vom menschlichen Körper nicht selber gebildet werden und müssen deswegen über die Nahrung aufgenommen werden. Nicht-essentielle Aminosäuren können dagegen von unserem Körper selber hergestellt werden.

Wichtig ist zu wissen, dass unsere Körperprodukte (Proteine) aus Kombinationen von Aminosäuren bestehen, d. h. eine Kenntnis über die richtige Zusammensetzung unterschiedlicher Aminosäuren gibt Aufschluss über den Aufbau eines Proteins. Für den Translationsprozess (Übersetzung der Informationen der mRNA) wird übrigens ein weiteres Molekül, nämlich die *Transfer RNA* (tRNA) benötigt. Die tRNA wandert mit einer Aminosäure bestückt zu den Ribosomen, wo auch die mRNA zu finden ist. Die tRNA setzt dort entsprechend des mRNA Codes das Protein zusammen. Es gibt viele unterschiedliche tRNAs, da diese auf das Codon der mRNA mit einem Anticodon passen müssen, um die richtige Aminosäure an der richtigen Stelle im Protein zu setzen. Diese komplexe Kette ist deutlich vereinfacht in Abb. 5.1 dargestellt.

---

[4]Man spricht hier von den kanonischen Aminosäuren oder Standardaminosäuren, da diese sich in Codons des genetischen Codes wiederfinden.

Eine bedeutende Frage, der in der psychologischen/psychiatrischen Molekulargenetik leider eher wenige Arbeitsgruppen nachgehen, stellt sich bzgl. der Fol-
gen, die das Tragen einer bestimmten Ausprägung eines Polymorphismus für die
molekularen Mechanismen in unserem Gehirn nach sich zieht. Ein Grund für die
geringere Aufmerksamkeit auf diese wichtige Frage liegt unter anderem in dem
großen Aufwand begründet, der betrieben werden muss, um die Funktionalität
eines Polymorphismus überprüfen zu können. Die Genotypisierung von Personen
ist dagegen heutzutage zu einem sehr automatisierten Forschungsgeschäft geworden, welches im direkten Vergleich relativ einfach umgesetzt werden kann. Dies
gilt besonders für die Untersuchung von SNPs, nicht aber so sehr für die Untersuchung von VNTR.

Um den Funktionalitätsbegriff besser zu verstehen, habe ich bereits im letzten Kapitel erläutert, wie der Aufbau eines Gens aussieht. Die Wahrscheinlich-
keit, die Funktionalität eines Polymorphismus nachweisen zu können, ist deutlich
erhöht, wenn die genetische Variante in der Promoter- oder Exon-Einheit eines
Gens lokalisiert ist. Wann und wie äußert sich aber ein solcher funktioneller Einfluss eines Polymorphismus? Auch hier benötigt der Leser ein paar weiterfüh-
rende Informationen.

Proteine in unserem Körper bestehen aus Aminosäuren, die jeweils durch
ein Basentriplett (drei aufeinanderfolgende Basen auf einem Gen) codiert werden. Das Basentriplett wird auch Codon genannt. In der Literatur ist in diesem
Zusammenhang die sogenannte Code-Sonne bekannt geworden. Unter Verwendung dieser lässt sich ablesen, welche „Basenkombination" zu welcher Aminosäure führt. Mithilfe des folgenden Beispiels möchte ich dies ein wenig weiter
ausführen. Ein absoluter Star unter den untersuchten Polymorphismen in der neu-
rowissenschaftlichen Literatur ist der COMT-Val158Met-Polymorphismus. Diesen kennen wir bereits durch die rs4680-Bezeichnung aus Kap. 4. COMT steht

© Springer Fachmedien Wiesbaden GmbH 2018
C. Montag, *Eine kurze Einführung in die Molekulare Psychologie,*
essentials, https://doi.org/10.1007/978-3-658-19636-3_6

für *Catechol-O-Methyltransferase* und beschreibt ein Enzym, welches unter anderem eine wichtige Rolle für den Abbau von Dopamin in unserem Gehirn spielt[1]. Wenn Dopamin hergestellt worden ist und dann aus den Vesikeln in den synaptischen Spalt zwischen zwei Neuronen ausgeschüttet wird, kann es in den extrasynaptischen Raum abwandern (wegdiffundieren), an einer Rezeptorstruktur auf der gegenüberliegenden Seite des synaptischen Spalts binden und im Konzert mit der Belegung von Dopamin an anderen Rezeptoren ein Aktionspotenzial in einem Neuron (= Nervenzelle) auslösen.[2] Zusätzlich kann Dopamin aus dem synaptischen Spalt entfernt werden, wenn es durch eine Transporter-Struktur an dem der Synapse vorgelagerten Neuron wieder aufgenommen wird. Dopamin kann aber auch im synaptischen Spalt inaktiviert werden. Dies geschieht durch eine Inaktivierung durch das Enzym COMT. Das MB-COMT-Molekül besteht selber aus einer Verkettung von 271 Aminosäuren (S-COMT nur aus 221). Auf Codon 158 des COMT-Gens findet sich nun ein Austausch von G zu A. Befindet sich ein G an dieser Stelle des Chromosoms, so wird in die große Enzymkette aus 271 Aminosäuren an Codon 158 die Aminosäure Valin eingebaut. Ist dagegen ein A vorhanden, wird die Methionin-Aminosäure eingebaut. COMT-Moleküle mit der Aminosäure Valin versus Methionin an besagter Stelle sind unterschiedlich thermostabil. Thermostabil bedeutet, dass das COMT-Molekül auf die Umgebungstemperatur im Körper unterschiedlich reagiert: „Our results demonstrate that the enzyme activity of COMT-Val is 40% higher than that of COMT-Met in postmortem human DLPFC at 37°C, a normal physiological temperature, and that an analogous effect on the level of protein immunoreactivity is evident for the COMT-Val variant" (Chen et al. 2004, S. 808). Auf Funktionalitätsebene hat dies zur Folge, dass COMT in der homozygoten Valin-Variante (kurz G/G oder Val/Val) drei- bis vierfach mehr Dopamin abbaut, als dies bei der homozygoten Methionin-Variante (kurz A/A oder Met/Met) der Fall ist. Die heterozygote COMT-Val/Met-(G/A)-Variante liegt im Hinblick auf die Funktionalität des COMT-Enzyms dazwischen (Lachman et al. 1996). Dadurch, dass gesunde Menschen 2 mal 23 Chromosomenpaare besitzen und jeder Mensch Informationen von Vater und Mutter vererbt bekommt, kann an der genau gleichen Stelle eines Chromosomen-Paares bei diesem Polymorphismus eine unterschiedliche Information vorliegen. Je nachdem was wir von Vater und Mutter vererbt

---

[1]Dies bezieht sich auf das membrangebundene COMT (MB-COMT), welches vor allen Dingen im Gehirn vorkommt. Es gibt zusätzlich eine frei bewegliche COMT Form (S-COMT). Das S-COMT liegt vor allen Dingen in Leber, Blut und Niere vor.

[2]In letzterem Fall kommt es zu einer Signalweiterleitung zwischen zwei Nervenzellen.

bekommen haben, könnten wir dann die Genotypen GG, GA oder AA für den COMT-Val158Met-Polymorphismus tragen. Da das G-Allel innerhalb des entsprechenden Tripletts zu einer Codierung der Aminosäure Valin und das A innerhalb des Tripletts zu Methionin führt (siehe Abb. 6.1), spricht man hier auch von den Genotypen Val/Val, Val/Met oder Met/Met. Dies bedeutet, dass bei heterozygoten Genotypen (GA) unterschiedliche COMT-Moleküle gebildet werden, die entweder mehr oder weniger Dopamin abbauen. *Homozygot* bedeutet, dass man auf beiden Chromosomen an einem *homologen Genlocus* (= gleichen Genort) die gleiche Information trägt, *heterozygot* weist auf Unterschiede hin.

In der Literatur gibt es weitere Begrifflichkeiten, die im Kontext von funktionellen Polymorphismen auf unserem Genom verwendet werden. Führt der Austausch einer Base zu einem Einfluss auf biochemischer Ebene, so spricht man auch von einem *nicht synonymen* SNP, hat der Basenaustausch keine Konsequenz, spricht man von einem *synonymen* SNP. Siehe auch Abb. 6.1.

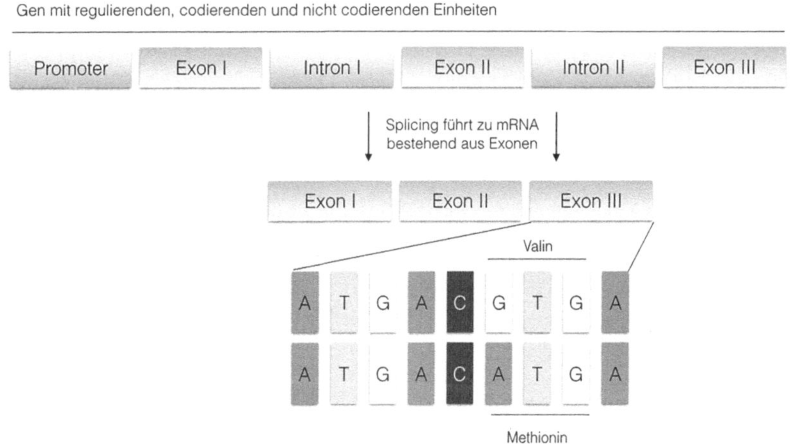

Abb. 6.1 In der obersten Zeile der Abbildung ist ein Gen mit seinen unterschiedlichen Strukturen dargestellt. Beim *Splicing*-Prozess werden im Kontext der Transkription lediglich die exonischen Informationen an die mRNA weitergegeben (mittlere Zeile). Die letzte Zeile der Abbildung zeigt einen Ausschnitt einer exonischen Informationseinheit. Beide dargestellten „Buchstabenreihen" charakterisieren jeweils einen einzelnen DNA-Strang eines Chromosoms. Wie dargestellt, führt ein Einzelnukleotid-Polymorphismus in einem Basentriplett zu einem Aminosäureaustausch. Das heißt, in der oberen Basenreihe würde das Protein mit einer Aminosäure Valin, in der unteren Basenreihe an derselben Stelle mit der Aminosäure Methionin versehen. Deswegen handelt es sich hier um einen *nicht synonymen* SNP

In dem vorliegenden Band I wurde zunächst die Disziplin *Molekulare Psychologie* in den Kanon des Fachs Psychologie einsortiert. Des Weiteren wurde die Entwicklung der *Molekularen Psychologie* ausgehend von Zwillingsstudien bis hin zur Entwicklung der Polymerase-Kettenreaktion dargestellt. Darüber hinaus wurden zentrale molekulargenetische Begrifflichkeiten erläutert. Der Band I schließt nun mit einem Glossar, in welchem die wichtigsten Begriffe der *Molekularen Psychologie* dargestellt sind. In dem anschließenden Band II der Einführung in die *Molekulare Psychologie* werden zentrale Konzepte der Disziplin wie der Kandidatengensatz oder der genomweite Assoziationsansatz kontrastiert. Zusätzlich gibt es dort eine Einführung in die *Epigenetik* und das sogenannte *Genetic Imaging*.

© Springer Fachmedien Wiesbaden GmbH 2018   31
C. Montag, *Eine kurze Einführung in die Molekulare Psychologie,*
essentials, https://doi.org/10.1007/978-3-658-19636-3_7

Was Sie aus diesem *essential* mitnehmen können

- Die Disziplin *Molekulare Psychologie* wird im Kontext der Faches Psychologie einsortiert und besonders aus der Perspektive der verwandten Disziplin *Differentielle Psychologie* beleuchtet. Dabei werden auch Zwillingsstudien kurz vorgestellt.
- Es wird in zentrale Aspekte der Arbeit in einem molekulargenetischen Labor eingeführt. Dazu gehören Einblicke in das PCR-Verfahren sowie in die Gelelektrophorse. Bei der PCR handelt es sich um ein Kopierverfahren des Genoms. Die Gelelektrophorese wird benötigt, um Genotypisierungen anhand des PCR-Produktes vornehmen zu können.
- Zentrale Konzepte der *Molekularen Psychologie* wie der Aufbau eines Gen (regulatorische, codierende und nicht-codierende Einheit) oder unterschiedliche Formen von Polymorphismen (genetische Varianten wie SNPs oder VNTRs) werden erläutert.

© Springer Fachmedien Wiesbaden GmbH 2018
C. Montag, *Eine kurze Einführung in die Molekulare Psychologie,*
essentials, https://doi.org/10.1007/978-3-658-19636-3

Glossar

Im Folgenden finden sich die wichtigsten Vokabeln aus der vorliegenden Einführung in die *Molekulare Psychologie*. Zusätzlich sind einige Begriffe benannt, die in der Literatur häufig vorkommen, aber aufgrund der Kürze von Band I keine Verwendung fanden. Auch Vokabeln aus dem Band II sind hier enthalten, da diese unabhängig von Band I oder Band II unbedingt verinnerlicht werden müssen, um die zentralen Begrifflichkeiten der *Molekularen Psychologie* zu kennen.

Additive genetische Effekte Additive genetische Effekte stellen die Wirkung der Summe von untersuchten Allelen über mehrere Genorte oder auch an einem Genort dar.

Allel Das Allel beschreibt mögliche genetische Varianten/Ausprägungen eines Polymorphismus. Bei Genen auf Autosomen bildet die Ausprägung zweier Allele an einem homologen (gleichen) Genort auf dem Chromosomenpaar den Genotyp für einen Polymorphismus.

Anticodon Eine Sequenz von drei aufeinander folgenden Nukleotiden an der tRNA, die komplementär an ein Codon der mRNA bindet und so eine wichtige Rolle für die Proteinsynthese an den Ribosomen spielt.

Autosom Ein Autosom ist ein Chromosom, welches kein Geschlechtschromosom darstellt.

Base Die Base ist ein Bestandteil des Nukleotids. Es gibt die Basen Adenin, Thymin, Guanin und Cytosin. Thymin wird bei Nukleotiden der mRNA durch ein Uracil ersetzt.

Chromosom Ein Chromosom ist ein Molekülkomplex, welcher genetische Informationen einer Person trägt.

© Springer Fachmedien Wiesbaden GmbH 2018
C. Montag, *Eine kurze Einführung in die Molekulare Psychologie,*
essentials, https://doi.org/10.1007/978-3-658-19636-3

Codon Basentriplett

Cortisol Stresshormon

Copy Number Variation (CNV) Ähnlich wie bei den VNTR kommt es auch hier zu Wiederholungen auf dem Genom. Bei CNVs beschreibt man aber die Wiederholung größerer Abschnitte über das Genom, wie ganzer Gene. Es wurde z. B. vorgeschlagen, dass es sich bei einer CNV um ein DNA-Fragment handelt, welches 1 kb oder größer ist (z. B. Freeman et al. 2006). Siehe auch Stichwort „Mengenangaben in der Genetik".

CRISPR-Cas9 Es handelt sich um eine Genschere, mit der das Genom manipuliert werden kann.

DNS/A Desoxyribonukleinsäure/-acid

Dopamin Dopamin ist ein wichtiger Neurotransmitter, der unterschiedliche Funktionen besitzt (z. B. für Lernen, Motivation, Kognition).

Dominanz Das Tragen eines bestimmten Allels führt dominant zur Beobachtung eines Phänotyps (und zwar unabhängig von der Information des anderen vorhandenen Allels eines Genotyps an einem homologen Genort). Klassische Beispiele aus der Literatur sind die Farben der Erbsenpflanzen bei Mendel.

EEG Die Elektroenzephalographie ist ein bildgebendes Verfahren, welches zeitlich besser aufgelöste Informationen als die Magnetresonanztomographie über die Aufzeichnung der kortikalen Aktivität (über Elektroden) ermittelt. Die Methode ist nicht gut geeignet, um subkortikale Aktivität abzubilden.

Epigenetik Epigenetik beschreibt das Studium der Schicht oberhalb des genetischen Codes, um zu verstehen, wie Umwelteinflüsse die Genaktivität regulieren.

Epistasis Unter Epistasis versteht man die interaktionistische Wirkung zweier Gene (bzw. genetischer Varianten) auf einen Phänotyp. Es lässt sich der Effekt zweier Genloci für das Verständnis eines Merkmals also nicht einfach aufaddieren.

Exon Ein Exon beschreibt die codierende Einheit eines Gens.

Genotyp Der Genotyp beschreibt die kombinierte Information aus Allelen an einem Genlocus oder die gesamte vorhandene genomische Information einer Person über das komplette Erbgut.

Genetic Imaging Beim Genetic Imaging werden molekulargenetische Daten mit Bildgebungsdaten des Gehirns zusammengebracht, um zu verstehen, welche Hirnareale durch eine genetische Variante beeinflusst werden.

Gonosom Geschlechtschromosom

Haplotyp Bei Haplotyp-Analysen wird untersucht, ob genetische Ausprägungen auf mehreren SNPs in unmittelbarer Nähe auf einem Chromosom in möglichem Linkage stehen. Durch Haplotyp-Analysen kann man den Effekt mehrerer SNPs (im Gegensatz zu nur einem SNP) auf einem Gen im Hinblick auf einen Phänotyp berechnen.

HapMap Project Das HapMap Project ermöglicht es, aktuell ca. zehn Millionen existierende SNPs durch eine kleinere Menge an SNPs abzubilden. Dies geschieht über die Analyse von 500.000 *Tag SNPs* (siehe auch https://www.genome.gov/10001688/, besucht am 28.05.2017).

Hardy Weinberg Equilibrium Das HWE besagt, dass sich die Häufigkeiten genetischer Variation(en) von einer zur nächsten Generation ohne Einflüsse wie natürliche Selektion nicht verändert.

Intron Ein Intron beschreibt eine nicht codierende Einheit eines Gens.

Linkage Das Linkage beschreibt den Sachverhalt, dass Gene bzw. genetische Varianten, die in großer Nähe zu finden sind, eher gemeinsam miteinander vererbt werden.

Linkage Equilibrium Man spricht von einem Linkage Equilibrium, wenn zwei Loci (Orte) auf dem Genom unabhängig voneinander vererbt werden. Falls dies nicht zutrifft, spricht man von dem Linkage Disequilibrium (LD). In diesem Fall würde eine nicht zufällige Vererbung stattfinden. LD wird zumeist durch die physikalische Nähe zweier Genorte ermöglicht (siehe auch Linkage).

Meiose Die Meiose beschreibt bei eukaryotischen Zellen (= Zellen mit Zellkern) den Prozess der Chromosomenhalbierung und das Entstehen einzelner genetischer Zellkerne. Bei der Meiose handelt es sich um einen zentralen Bestandteil der geschlechtlichen Fortpflanzung.

Mengenangaben in der Genetik Eine Kilobase entspricht 1000 Nukleotiden, also 1000 Basenpaaren. Ein Basenpaar kürzt man auch mit *1 bp* ab. Eine Million Basenpaare kennzeichnet man durch den Begriff *1 mbp* (Mega-Basenpaar).

Messenger RNA Die mRNA spielt eine wichtige Rolle bei der Transkription.

Minisatellit siehe VNTR

Mitose Die Mitose beschreibt die Teilung des Zellkerns, nach der zwei identische Tochter-Zellkerne entstehen.

Monogenetischer Erbgang Ein einziges Gen beeinflusst einen Phänotyp.

Magnetresonanztomographie (MRT) Das MRT ist ein nicht invasives Verfahren, um sowohl die Struktur (sMRT) als auch die Funktionalität des Gehirns (fMRT) zu untersuchen.

Next-Generation-Sequencing (NGS) Das NGS ist eine moderne Form der Sequenzierung, die im Vergleich zu älteren Techniken schneller und günstiger Genotypisierungen durchführt bzw. lange Abschnitte des Genoms komplett ausliest.

Nicht additive genetische Effekte Ein nicht additiver Effekt wäre z. B. Epistasis.

Nukleotid Das Nukleotid ist ein Baustein der Nukleinsäuren der DNA/RNA. Dieser Baustein setzt sich zusammen aus einem Zuckermolekül (Desoxyribose), einem Phosphatmolekül und einer Base.

Nucleus Zellkern

Oxytocin Ein wichtiges Neuropeptid, welches unter anderem in der Schwangerschaftsforschung, nun aber auch besonders im Kontext sozialer Kognition untersucht wird.

Pleiotropie Eine genetische Variante nimmt Einfluss auf mehrere Phänotypen. Dies kommt in der psychologischen Literatur recht häufig vor. So ist z. B. ein Genmarker gleichzeitig mit Neurotizismus und kognitiven Funktionen assoziiert.

Polymorphismus Der Polymorphismus ist eine vielgestaltige Region auf dem Genom, in dem sich Menschen unterscheiden können. Von einem Polymorphismus spricht man, wenn die seltene Variante des Polymorphismus mindestens bei 1 % der Bevölkerung zu beobachten ist.

Polygenetischer Erbgang Viele genetische Varianten bzw. Gene beeinflussen einen Phänotyp.

Positronen-Emissions-Tomografie (PET) PET ist ein bildgebendes Verfahren, welches durch die Verabreichung eines radioaktiv markierten Tracers Einblicke in molekulare Grundlagen des Hirnmetabolismus geben kann.

Polygenetic Risk Score Bei einem polygenetischen Risikowert wird für einzelne Personen das genetische „Risiko" ausgerechnet, z. B. einen hohen Neurotizismus-Wert zu haben. Dabei werden die beta-Gewichte aus Regressionsanalysen von mehreren Genloci aufaddiert. Besonders bei GWAS ist es nicht ganz leicht zu definieren, welche SNPs in diese Berechnung mit eingehen. So könnte man z. B. alle SNPs berücksichtigen, die unter einem p-Wert von .05 liegen. Dies variiert aber stark in den unterschiedlichen Studien, die hierzu vorliegen.

Promoterregion Die Promoterregion ist eine regulatorische Einheit eines Gens.

Ribosomen Ribosomen sind der Ort in der Zelle, an dem Proteine hergestellt werden.

Sequenzierung Sequenzieren ist das Auslesen der menschlichen DNA, und zwar Buchstabe für Buchstabe.

Serotonin Serotonin ist ein wichtiger Neurotransmitter, der mit vielen Phänotypen assoziiert ist (ein Mangel ist mit Depression assoziiert).

SNP Single Nucleotide Polymorphismus – Einzelnukleotid-Polymorphismus

Splicing Beim Splicing werden die Introns beim Transkriptionsprozess aus der prä-mRNA entfernt, sodass nur noch die exonischen Informationen übrig bleiben.

Selective-Serotonin-Reuptake-Inhibitor (SSRI) Ein selektiver Serotonin-Wiederaufnahme-Hemmer ist ein gängiges Medikament zur Behandlung der Depression.

TagSNP Ein TagSNP steht für einen SNP, der repräsentativ für eine Gruppe von SNPs auf einem Abschnitt auf einem Gen steht. Dieser Abschnitt muss durch ein hohes Linkage Disequilibrium gekennzeichnet sein. Das Analysieren von TagSNPs kann deutlich Kosten sparen, da ausgehend von der genetischen Ausprägung eines TagSNPs Rückschlüsse auf andere nicht genotypisierte SNPs eines Haplotyps vorgenommen werden können.

Telomere Telomere sind Strukturelemente, die das Ende eines Chromosoms charakterisieren. Telomere sind durch eine sich mehrere tausend Male wiederholende Sequenz TTAGGG im Humanbereich gekennzeichnet.

Transfer RNA (tRNA) Die tRNA spielt eine wichtige Rolle bei der Translation.

Transkription Die genomische Information wird im Zellkern mithilfe der mRNA transkribiert (abgeschrieben).

Translation Die Information der mRNA wird an den Ribosomen in ein Protein übersetzt.

VNTR Variable Number Tandem Repeats; genauere Erläuterung siehe S. 14.

Zentromer Zentromer ist die Verengung auf einem Chromosom zwischen dem kurzen und dem langen Arm.

Zytoplasma Das Zytoplasma beschreibt die Grundstruktur innerhalb der Zellmembran.

1000 Genome Project Dieses Projekt verfolgt die Sequenzierung des Komplettgenoms von mittlerweile über 2000 Personen.

Literatur

Arslan, R. C., & Penke, L. (2015). Zeroing in on the genetics of intelligence. *Journal of Intelligence, 3*(2), 41–45.

Borkenau, P., Riemann, R., Angleitner, A., & Spinath, F. M. (2002). Similarity of childhood experiences and personality resemblance in monozygotic and dizygotic twins: A test of the equal environments assumption. *Personality and Individual differences, 33*(2), 261–269.

Buckholtz, J. W., & Meyer-Lindenberg, A. (2008). MAOA and the neurogenetic architecture of human aggression. *Trends in Neurosciences, 31*(3), 120–129.

Canli, T. (2008). Toward a "molecular psychology" of personality. In O. P. John, R. W. Robins, & L. A. Pervin (Hrsg.), *Handbook of personality: Theory and research* (S. 311–327). New York: Guilford.

Canli, T. (2015). *The Oxford Handbook of Molecular Psychology.* New York: Oxford University Press.

Chen, J., Lipska, B. K., Halim, N., Ma, Q. D., Matsumoto, M., Melhem, S., … & Egan, M. F. (2004). Functional analysis of genetic variation in catechol-O-methyltransferase (COMT): Effects on mRNA, protein, and enzyme activity in postmortem human brain. *The American Journal of Human Genetics, 75*(5), 807–821.

Chorev, M., & Carmel, L. (2012). The function of introns. *Frontiers in Genetics, 3,* 55.

Crick, F., Barnett, L., Brenner, S., & Watts-Tobin, R. J. (1961). General nature of the genetic code for proteins. *Nature, 192,* 1227–1232.

Derks, E. M., Dolan, C. V., & Boomsma, D. I. (2006). A test of the equal environment assumption (EEA) in multivariate twin studies. *Twin Research and Human Genetics, 9*(3), 403–411.

Falconer, D. S. (1975). *Introduction to quantitative genetics.* New Delhi: Pearson Education India.

Freeman, J. L., Perry, G. H., Feuk, L., Redon, R., McCarroll, S. A., Altshuler, D. M., … & Carter, N. P. (2006). Copy number variation: New insights in genome diversity. *Genome research, 16*(8), 949–961.

Galton, F. (1876). The history of twins, as a criterion of the relative powers of nature and nurture. *The Journal of the Anthropological Institute of Great Britain and Ireland, 5,* 391–406.

Geus, E. de, Goldberg, T., Boomsma, D. I., & Posthuma, D. (2008). Imaging the genetics of brain structure and function. *Biological Psychology, 79*(1), 1–8.

© Springer Fachmedien Wiesbaden GmbH 2018

C. Montag, *Eine kurze Einführung in die Molekulare Psychologie,*

essentials, https://doi.org/10.1007/978-3-658-19636-3

Hahn, E., & Spinath, F. M. (2017). Quantitative behavior genetics of internet addiction. In C. Montag & M. Reuter (Hrsg.), *Internet addiction* (S. 125–140). Switzerland: Springer.

Huang, Y. Y., Cate, S. P., Battistuzzi, C., Oquendo, M. A., Brent, D., & Mann, J. J. (2004). An association between a functional polymorphism in the monoamine oxidase a gene promoter, impulsive traits and early abuse experiences. *Neuropsychopharmacology, 29*(8), 1498–1505.

Kendler, K. S., Neale, M. C., Kessler, R. C., Heath, A. C., & Eaves, L. J. (1993). A test of the equal-environment assumption in twin studies of psychiatric illness. *Behavior Genetics, 23*(1), 21–27.

Knopik, V. S., Neiderhiser, J. M., DeFries, J. C., & Plomin, R. (2016). *Behavioral genetics.* New York: Worth.

Lachman, H. M., Papolos, D. F., Saito, T., Yu, Y. M., Szumlanski, C. L., & Weinshilboum, R. M. (1996). Human catechol-O-methyltransferase pharmacogenetics: Description of a functional polymorphism and its potential application to neuropsychiatric disorders. *Pharmacogenetics and Genomics, 6*(3), 243–250.

Lawyer, F. C., Stoffel, S., Saiki, R. K., Chang, S. Y., Landre, P. A., Abramson, R. D., et al. (1993). High-level expression, purification, and enzymatic characterization of full-length Thermus aquaticus DNA polymerase and a truncated form deficient in 5' to 3' exonuclease activity. *Genome Research, 2*(4), 275–287.

Meyer-Lindenberg, A., Buckholtz, J. W., Kolachana, B., Hariri, A. R., Pezawas, L., Blasi, G., Wabnitz, A., Honea, R., Verchinski, B., Callicott, J. H., Egan, M., Mattay. V., & Weinberger, D. R. (2006). Neural mechanisms of genetic risk for impulsivity and violence in humans. *Proceedings of the National Academy of Sciences, 103*(16), 6269–6274.

Montag, C. (2016). Persönlichkeit–Auf der Suche nach unserer Individualität. Berlin: Springer.

Mukherjee, S. (2016). *The gene: An intimate history.* New York: Scribner.

Polderman, T. J., Benyamin, B., De Leeuw, C. A., Sullivan, P. F., Van Bochoven, A., Visscher, P. M., et al. (2015). Meta-analysis of the heritability of human traits based on fifty years of twin studies. *Nature Genetics, 47*(7), 702–709.

Reuter, M., Küpper, Y., Schmitz, A., Breuer, J. P., Wend, U., & Hennig, J. (2005). Detection of new single nucleotide polymorphisms by means of real time PCR. *Journal of Genetics, 84*(3), 341–345.

Rieber, R. W., & Robinson, D. K. (2001). *Wilhelm Wundt in history: The making of a scientific psychology.* New York: Plenum (Springer Science & Business Media).

Saiki, R. K., Scharf, S., Faloona, F., Mullis, K., Hoorn, G. T., & Arnheim, N. (1985). Polymerase chain reaction. *Science, 230,* 1350–1354.

Shampo, M. A., & Kyle, R. A. (2002). Kary B. Mullis–Nobel Laureate for procedure to replicate DNA. *Mayo Clinic Proceedings, 77*(7), 606 (Elsevier).

Watson, J. D., & Crick, F. H. (1953). A structure for deoxyribose nucleic acid. *Nature, 171*(4356), 737–738.